BEI GRIN MACHT SICH IHR WISSEN BEZAHLT

- Wir veröffentlichen Ihre Hausarbeit, Bachelor- und Masterarbeit

- Ihr eigenes eBook und Buch - weltweit in allen wichtigen Shops

- Verdienen Sie an jedem Verkauf

Jetzt bei www.GRIN.com hochladen und kostenlos publizieren

GRIN

Neurobasierte Ansätze für nachhaltige Mitarbeiterentwicklung

Förderliche Faktoren und Vorteile für eine kontinuierliche Mitarbeiterentwicklung aus der Neuroplastizität

Eugenie Mohr

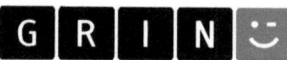

Bibliografische Information der Deutschen Nationalbibliothek:

Die Deutsche Nationalbibliothek verzeichnet diese Publikation in der Deutschen Nationalbibliografie; detaillierte bibliografische Daten sind im Internet über http://dnb.d-nb.de abrufbar.

ISBN: 9783346988607
Dieses Buch ist auch als E-Book erhältlich.

Hochschule für angewandtes Management

Fakultät Wirtschaftspsychologie

Sommersemester 2023

Studienarbeit

Kurs: Hirnforschung

Neurobasierte Ansätze für nachhaltige Mitarbeiterentwicklung

Förderliche Faktoren und Vorteile für eine kontinuierliche Mitarbeiterentwicklung
aus der Neuroplastizität

vorgelegt von

Eugenie Mohr

3. Semester

Inhaltsverzeichnis

1 Relevanz des Themas

Das wichtigste Kapital eines Unternehmens besteht zweifellos aus seinen Mitarbeitern, welche nicht nur die treibende Kraft hinter Innovation und Produktivität sind, sondern auch maßgeblichen Einfluss auf den langfristigen Erfolg und das Wohlergehen der Organisation haben. Dies gilt insbesondere in unserer heutigen Zeit, die von Globalisierung, Digitalisierung und der wachsenden Bedeutung künstlicher Intelligenz geprägt ist. Es ist keine leichte Aufgabe junge motivierte Talente auf dem heutigen Arbeitsmarkt zu finden, geschweige denn, sie langfristig an das Unternehmen zu binden. Der steigende Fachkräftemangel seit 2013 (Burstedde, Kunath & Werner 2023) zwingt deutsche Unternehmen dazu, sich aktiv mit den Bedürfnissen und Wünschen ihrer Mitarbeiter auseinanderzusetzen. Bis zum Jahr 2030 werden Mitarbeiter mit außergewöhnlicher Anpassungsfähigkeit und der Fähigkeit, künstliche Intelligenz zu nutzen, noch stärker gefragt sein (Brühl, 2019). Die Ressourcen von bereits vorhandenen Mitarbeitern gilt es bereits jetzt kontinuierlich auf- und auszubauen. Um im heutigen wettbewerbsintensiven Markt, in dem sämtliche verfügbaren technologischen Ressourcen ausgeschöpft werden, erfolgreich zu bestehen, ist die aktive Beteiligung der Mitarbeiter unerlässlich. Zufriedene Mitarbeiter, die sich auf ihre Arbeit freuen und stolz Teil des Teams sind, tragen maßgeblich zur Aufrechterhaltung hoher Motivation bei. Dies wiederum schützt sie vor dem Risiko eines Burnouts und den damit einhergehenden wirtschaftlichen Kosten für das Unternehmen. Es ist daher von entscheidender Bedeutung, in die Zufriedenheit und das Wohlbefinden der Mitarbeiter zu investieren, um langfristig den Erfolg und die Leistungsfähigkeit des Unternehmens zu gewährleisten.

Die Neurowissenschaften haben erstaunliche Erkenntnisse über die Neuroplastizität des Gehirns geliefert, die verdeutlichen, wie sich das Gehirn an Veränderungen anpassen kann. Angesichts der aufkommenden Herausforderungen im Zeitalter der künstlichen Intelligenz stellt sich nicht mehr die Frage, ob Unternehmen in die Entwicklung ihrer Mitarbeiter investieren sollten, sondern wie sie dies am effektivsten tun können (Schönberger & Beinke, 2023). In dieser Arbeit werden die Grundlagen der Mitarbeiterentwicklung im Kontext der Neuroplastizität untersucht und erörtert, wie Unternehmen ihre Mitarbeiter erfolgreich auf die Anforderungen der Zukunft vorbereiten können. Um den Einsatz künstlicher Intelligenz den Mitarbeitern näher zu bringen, werden Kriterien erarbeitet, die während des Einsatzes von Schulungen direkt mit eingebunden werden.

2 Aktueller Forschungsstand

Der Bildungsbedarf in Deutschland an geschultem Personal ist hoch. Knapp 90% deutscher Unternehmen sind gewillt, ihre Mitarbeiter weiterzuentwickeln und die Digitalisierung gilt als entscheidender Antreiber (Seyda & Placke, 2020). Die Bedeutung von beruflicher Weiterbildung für die persönliche Entwicklung wird in verschiedenen Branchen und Unternehmensbereichen zunehmend anerkannt. Dies wird durch die Weiterbildungsstudie im Jahr 2022 gestützt, in der 89% von insgesamt 1.273 Befragten aus unterschiedlichen beruflichen Kontexten angaben, dass sie Weiterbildungen als bedeutend für ihre individuelle berufliche Entwicklung betrachten (HRPepper & BitkomAkademie, 2022).

Das Institut der Deutschen Wirtschaft (IW) bestätigt in seiner Studie 2017 den Zusammenhang zwischen den Weiterbildungsaktivitäten der Mitarbeiter und Digitalisierung im Unternehmen. Mit steigendem Grad der Digitalisierung steigen auch die Kosten für Weiterbildungsaktivitäten innerhalb des Unternehmens (IW, 2018), darüber hinaus kann das IW eine Aussage über die Inhalte der Weiterbildungsangebote geben. Kommunikations- und Kooperationsfähigkeiten sowie Softskills im Bereich der Autonomie und Organisationsfähigkeiten werden bevorzugt in Anspruch genommen. An dieser Stelle ist anzumerken, dass selbstverständlich auch berufsbezogene IT-Kenntnisse in den Unternehmen weitergebildet werden (IW, 2018). David Autor zeigt, dass gegenwärtig 60% der Arbeitnehmer in Berufen tätig sind, die im Jahr 1940 noch nicht existierten. Dies impliziert, dass das Beschäftigungswachstum der letzten 80 Jahre auf die Schaffung neuer Positionen durch Technologie zurückzuführen ist (Goldman Sachs, 2023). Eine detaillierte Darstellung dieser Zahlen würde den Umfang dieser Arbeit sprengen, daher liegt der Fokus auf der Zusammenführung bisheriger Forschungsergebnisse der Arbeits- & Organisationspsychologie, sowie der Hirnforschung. Es wird untersucht, wie Unternehmen am besten neue Kompetenzen ihrer Mitarbeiter entwickeln können. Die vorliegende Arbeit konzentriert sich auf die bisherige Forschung im Bereich der Neuroplastizität, bzw. Neurodidaktik und wie diese Erkenntnisse im Bereich der nachhaltigen Mitarbeiterentwicklung verankert werden können.

2.1 Nachhaltige Mitarbeiterentwicklung

Durch den gezielten Einsatz von Personalentwicklungsmaßnahmen ist es Unternehmen möglich, eine grund-positive Mitarbeiterzufriedenheit gewährleisten zu können, welche sich signifikant auf die Fluktuation und somit Wirtschaftlichkeit des Unternehmens auswirkt. Mitarbeiter durch entsprechende Maßnahmen zu halten, ist in Zeiten des Fachkräftemangels wichtiger denn je. Nachhaltiges Personalmanagement richtet alle

„Konzepte und Strategien an (dem) langfristigem, wirtschaftlichem Erfolg" (Springer (Hrsg.), 2018) des Unternehmens und betroffener Stakeholder aus. Die Personalentwicklung nimmt eine entscheidende Rolle ein, „Qualifikationen und Kompetenzen der Mitarbeiter (kontinuierlich) zu halten und zu verbessern" (Springer, 2018). Das höchste angestrebte Ziel ist laut Springer (2018) eine hohe Mitarbeiterzufriedenheit und eine Führungskultur, die das Arbeitsklima optimiert.

Die Anforderungen an das Personalmanagement sind hoch. Der Fokus liegt auf den Mitarbeitern und wie sie ihr volles Potenzial in einer sich rapide wandelnden, hoch technologisierten Welt entfalten können (Keller, 2018). Ein effektiver Weg sind Personalentwicklungsmaßnahmen, welche darauf abzielen, die Kompetenzen der Mitarbeiter zu fördern oder neue Fähigkeiten beizubringen. Neben den menschlichen Fähigkeiten sind Unternehmen vor allem darauf aus, ihren Mitarbeitern auch spezialisierte KI-Fähigkeiten zu vermitteln (Lane, Williams & Broecke, 2023). Zwischenmenschlichen Aspekten wird im Berufsalltag eine große Bedeutung beigemessen (Keller, 2018; Lane, Williams & Broecke, 2023), obwohl künstliche Intelligenz teilweise bessere soziale Fähigkeiten aufweist als der Mensch selbst (Ayers, et al., 2023).

2.2 Verwendung von künstlicher Intelligenz im Unternehmen

Vergangenes Jahr zeigten Rožman, Oreški und Tominc (2022), dass Führungskräfte sich durch den Einsatz von künstlicher Intelligenz im Unternehmen bei ihren Mitarbeitern stärker auf (zwischen-) menschliche Aspekte verlassen. Auch der Insight Report des World Economic Forums (2023) zeigt, dass sich die Anforderungen an die Mitarbeiter im Unternehmen verändern, die reine kognitive Verarbeitung von Daten und Fakten wird für viele Arbeitnehmer kein wesentlicher Teil der Arbeit mehr sein. 73.2% von 803 befragten Unternehmen, mit mehr als elf Millionen Beschäftigten, stellen kreatives Denken als wichtigste Fähigkeit voran, gefolgt von analytischem Denken, Neugierde und lebenslangem Lernen mit 66,8% Übereinstimmung (World Economic Forum, 2023).

Künstliche Intelligenz (konkret Chat GPT-4) besitzt nunmehr kreative Fähigkeiten, wie sie sonst nur beim Menschen zugeschrieben worden sind (Guzik, Byrge & Gilde, 2023). Nicht nur bei der Entwicklung origineller Ideen, sondern auch Empathie und Einfühlsamkeit (Ayers, et al. 2023), unterstreichen die wachsenden Fähigkeiten von künstlicher Intelligenz. Elyoseph, et.al. (2023) zeigt, dass die Technologie empathischer reagiert als die durchschnittliche Bevölkerung, da emotionale Zustände besser analysieren werden. Im Hinblick auf eine kompetente Arzt-Patienten Beziehung schneidet Chat GPT – 4 besser ab, zumindest im virtuellen Raum (Ayers, et al. 2023). Aktuell kann das Ausmaß dieser Möglichkeiten auf den Berufsalltag von Arbeitnehmern und Führungskräften nur gemutmaßt werden. Es steht fest, dass die digitale Transformation Veränderungen erfordert und neue Kompetenzen in Unternehmen entwickelt werden müssen (Schwuchow & Gutmann 2016; McKinsey&Company, 2023). Bevor jedoch die Herausforderungen einer digitalen Welt bewältigt werden können, stellt sich die Frage, wie es für Unternehmen möglich sein soll, diese so dringend benötigten und teils ungewissen Kompetenzen nachhaltig im Unternehmen und den Mitarbeitern kultivieren zu können, sofern die künstliche Intelligenz nicht die gesamte Mitarbeiterführung übernehmen kann.

2.3 Grundlagen der Neuroplastizität

Neuroplastizität beschreibt die eigenständige Fähigkeit des Gehirns, strukturelle und funktionelle Veränderungen auf synaptischer und zellularer Ebene vorzunehmen. Diese Veränderungen erfolgen als Resultat von Erfahrungen, Verletzungen, Lernen und Umwelteinflüssen (Costandi, 2015; Müllbacher, 2011). Im Laufe der Embryonalentwicklung des Gehirns werden Nervenzellen verfestigt und schließen sich dort zu Gruppen zusammen, um mithilfe spezieller Erkennungsmoleküle in einem Netzwerk zu funktionieren und zu interagieren. Für die Kommunikation bilden Axone und Dendriten Synapsen. Bereiche, welche stark beansprucht werden, dehnen sich weiter aus und weniger stark, bzw. überhaupt nicht beanspruchte Zellen verkümmern oder verfallen (Müllbacher, 2011). Durch ständiges Üben, Wiederholen und erneute Aktivierung von Synapsen und Nervenzellen werden Handlungen einfacher, dies nicht nur, weil die Verbindungen gefestigt werden, sondern auch, weil die Myelin-Schicht dicker wird (Eidenschink, 2014) und elektrische Impulse dadurch schneller weitergegeben werden.

Anders als im 20.Jahrhundert angenommen, kann sich das Gehirn auch noch nach Abschluss der frühkindlichen-Gehirn-Entwicklung verändern (Braus, 2004). Es ist formbar und bildet neue neuronale Verbindungen und kann bereits bestehende Verbindungen umstrukturieren (Karim, et al., 2021). Körperliche Aktivität fördert laut Höttinger und Röder (2013) die Fähigkeit des Menschen, sich an bestimmte Situationen anzupassen und eine Verhaltensänderung zu vereinfachen. Das Laufradtraining mit Nagetieren zeigt einen Zusammenhang zwischen körperlicher Bewegung und der Neubildung von den Nervenzellen im Gehirn. Untersuchungen von Neumann & Frasch (2008) mit Tieren zeigen, dass die körperliche Bewegung einen Einfluss auf die Plastizität des Gehirns nimmt, indem wichtige Proteine im Gehirn produziert werden. Diese unterstützen die Bildung neuer Neuronen und Synapse und können diese neu formen (Ockel & Barde, 1995). Für die Anpassung an neue Umweltbedingungen sowie Lernprozesse zu optimieren, spielen sie eine entscheidende Rolle. Der Effekt bleibt auch noch nach Ende der körperlichen Aktivität erhalten.

Stee und Peigneux gingen im Jahr 2021 noch davon aus, dass Informationen, die während des Lernens aufgenommen werden, erst einige Tage oder Wochen später strukturelle Veränderungen im Gehirn hervorrufen. Dies bedeutet, dass die langfristigen Effekte des Lernens gut dokumentiert waren, während kurzfristige Veränderungen schwer nachzuweisen waren. Inzwischen haben jedoch Fortschritte in der Magnetresonanzbildgebung (MR) die Möglichkeit eröffnet, feinere zerebrale Veränderungen in kürzeren Zeiträumen zu verfolgen. Bereits 2023 verdeutlicht die Studie von Villemonteix et al., dass Schlaf eine wichtige Rolle beim Lernen und der Umstrukturierung des Gedächtnisses spielt - und zwar innerhalb von kürzester Zeit - indem er rasche Veränderungen in den Nervenzellen und ihren Unterstützungszellen in bestimmten Gehirnbereichen ermöglicht. Diese Erkenntnis trägt dazu bei, Schlaf eine höhere Bedeutung zu schreiben zu können, da Lerninhalte des Tages noch in der gleichen Nacht verarbeitet werden und Einfluss auf die Struktur des Gehirns nehmen (Acosta, 2019). Der Schlaf spielt eine entscheidende Rolle beim Lernen, da zahlreiche Studien belegen, dass Gedächtnisinhalte, die tagsüber gelernt wurden, während des Tiefschlafs aktiv konsolidiert werden, wobei temporäre hippocampale Netzwerke im Schlaf reaktiviert werden, um Gedächtnisspuren in stabile kortikale Netzwerke zu übertragen. Dieser Prozess wird von guten Tiefschlafbedingungen begünstigt (Hatzinger & Mikoteit, 2017). Eng verbunden mit dem Schlaf sind auch die Emotionen, welche in der Nacht verarbeitet werden. Schlaf wirkt stresslindernd und zu wenig davon „erhöht das Risiko, eine Depression zu entwickeln" (Hatzinger & Mikoteit, 2017, S.11). Mit dem Erleben von Emotionen werden im Gehirn verschiedenste Substanzen, wie Hormone ausgeschüttet. Dies kann sowohl positive als auch negative Auswirkungen haben, denn je nach Einschätzung der Situation werden auch andere Substanzen freigesetzt. Diese docken auf unterschiedliche Weise im Gehirn an und nehmen Einfluss auf das individuelle Verhalten, ob der Blutdruck ansteigt, oder die Person aggressiv wird, wird auch durch das Gehirn beeinflusst (Roth, 2021).

Stress und Angst können die Gehirnfunktionen sowohl negativ als auch positiv beeinflussen. Handelt es sich um einen starken emotionalen Zustand, nimmt die Aktivität der Amygdala zu (Tsoory, et, al. 2008). Diese Aktivität wirkt sich auf das Erinnerungsvermögen in bisher unerforschter Weise aus, ist jedoch abhängig von Dauer und Intensität des Stressors (Zhang, et. al., 2021; Sandi, 2013). Die Amygdala verarbeitet multimodale sensorische Informationen innerhalb der verschiedenen Gehirnregionen und interagiert mit diesen (Zhang, et. al., 2021). Bei der Verarbeitung von Stress gibt es individuelle Unterschiede, ebenfalls gekoppelt an Alter und Geschlecht. Grundsätzlich kann sich milder Stress positiv auf das Lernen auswirken, wohingegen starker oder chronischer Stress komplexe Denkvorgänge beeinträchtigen kann (Sandi, 2013). Unter starkem Stress fällt das Gehirn zurück in alte Gewohnheiten, da bereits bestehende Neuronenverbindungen stärker sind als neu hinzugefügte (Costandi, 2015), die sich zunächst noch festigen müssen, um so wichtiger ist eine regelmäßige Wiederholung.

Oxytocin ist ein Hormon, welches das soziale Verhalten reguliert und die Plastizität des Gehirns verbessert, indem die Funktion neuronaler Schaltkreise beeinflusst wird (Froemke & Young, 2021). In Studien mit Nagetieren konnte nachgewiesen werden, dass Oxytozin die Entstehung neuer Gehirnzellen fördert (Leuner, Caponiti & Gould, 2012). Es wirkt als natürliches Medikament gegen Stress und Krankheiten, in enger Verbindung mit dem *Stresshormon* Cortisol, welches in stressigen Situationen Energie freisetzt. Die konkreten Mechanismen wie Oxytozin diese positiven Wirkungen entfaltet, werden noch intensiv erforscht (Carter, et. al, 2020; Young Kuchenbecker, et, al, 2021; Love, 2014). Love (20145) geht davon aus, dass Oxytocin die Aktivität von Dopamin beeinflusst, bzw. die die Ausschüttung von Dopamin verstärkt. Dopamin, Adrenalin und Serotonin sind Signalüberträger, welche die Kommunikation zwischen den Nervenzellen beeinflussen. Ein Mangel an Serotonin kann dazu führen, dass bestimmte Rezeptoren fehlerhaft funktionieren, was zu Problemen wie Schlafstörungen, aber auch psychischen Störungen wie Depressionen, Ängstlichkeit und Impulsivität führen kann (Roth, 2021). Ausreichend und guter Schlaf ist grundsätzlich wichtig für die Regulierung des Hormonhaushalts, auch im Gehirn (Eb, 2017). Zusammenfassend lässt sich sagen, dass die unterschiedlichsten Hormone Einfluss auf die kognitive Leistungsfähigkeit, Gesundheit und das soziale Verhalten haben. Eine gezielte Freisetzung dieser Hormone können die körperliche und geistige Gesundheit auf natürliche Weise begünstigen (Froemke & Young, 2021).

2.4 Neurodidaktik in der Mitarbeiterentwicklung

Motivation fördert das Lernen und Anpassung des Menschen an neue Erfahrung. Die Neuroplastizität wird erhöht und führt zu besseren kognitiven Leistungen (Kaufmann, Aster & Lipka, 2014). Dopamin als umgangssprachlich ,Glückshormon' bezeichnet, ist ein Neurotransmitter im Gehirn, der ein Belohnungssignal freisetzt, sobald eine Aufgabe erfolgreich abgeschlossen wird. Dieses Belohnungssignal trägt zur weiteren Steigerung der Motivation bei, eine Aufgabe in Zukunft ebenfalls erfolgreich zu bewältigen (Schultz, 2016). Neben den Effekten auf eine erhöhte Motivation ist Dopamin an der Regulation von Aufmerksamkeit und Gedächtnis integriert. Eine entsprechende Steuerung dieser kognitiven Prozesse ist wichtig, um nachhaltig lernen zu können. Sowohl Allgemeines als auch spezifisches Lernen ist in Abhängigkeit der Aktivität von Dopaminrezeptoren möglich, indem spezifische neuronale Schaltkreise aktiviert oder gehemmt werden können, wie von Grosch (2017) herausgearbeitet.

Laut Birdi, Allan & Warr (1997), hat freiwilliges Lernen außerhalb der Arbeitszeit, keinen Einfluss auf die Mitarbeiterbindung, wohingegen verpflichtende Weiterentwicklungsmaßnahmen einen signifikanten Einfluss auf die Arbeitszufriedenheit haben. Zu beachten ist allerdings, dass die Studie von Birdi et. al. bereits 26 Jahre her ist. Um eine positive Lernkultur etablieren zu können, sind gute menschliche Beziehungen und eine unterstützende Führungskraft entscheidend (Springer, 2018; Schwuchow & Gutmann 2016). In einer suboptimalen Organisationskultur, in der das Lernen schwerfällt, müssen Anreize geschaffen werden, damit Mitarbeiter zunächst einmal motiviert sind, etwas Neues zu lernen. Positive Emotionen können die Ausschüttung von Dopamin beeinflussen, wodurch das Lernen gefördert wird (Hascher & Brandenberger, 2017). Auf die verschiedenen Möglichkeiten, Mitarbeiter zu motivieren, wird im Verlauf der Studienarbeit genauer eingegangen.

Einen wesentlichen Einfluss auf das Lernen haben soziale Beziehungen (Ganglbauer, 2014), sowie die individuelle Motivation auf Bindung und Beziehung. Forschungsarbeiten im Bereich des sozialen Lernens zeigen eine enge Verbindung zwischen sozialen Faktoren und betonen die essenzielle Rolle, bei der Kompetenzentwicklung im Kindesalter (Reicher & Matischek-Jauk, 2018). Der Prozess des Lernens durch soziale Interaktionen und Beziehungen spielt auch in anderen Lebensphasen und in verschiedenen Kontexten, inklusive der Mitarbeiterentwicklung eine entscheidende Rolle. Soziales Lernen trägt dazu bei, Konflikte zu minimieren, Teamarbeit zu stärken und die Motivation der Mitarbeiter zu steigern. Es ermöglicht eine bessere Anpassung an sich ändernden Arbeitsumgebungen und die Fähigkeit, auf komplexe soziale Herausforderungen angemessen zu reagieren (Erpenbeck, Sauter & Sauter, 2015).

Heckmair und Michl (2014) empfehlen die Teilnehmer aktiv miteinzubeziehen und das Wissen auf praktische Weise zu vermitteln, statt in Form eines Monologs des Referenten. Verschiedene Methoden können verwendet werden, um Lernende emotional, kognitiv und körperlich zu fordern, für einen besseren Wissenstransfer. Ebenfalls vorteilhaft für assoziatives Lernen ist die bloße Beobachtung eines Verhaltens, da Spiegelneuronen im Gehirn nicht nur aktiviert werden, wenn eine motorische Aufgabe durchgeführt wird, sondern auch wenn lediglich dabei zugesehen wird (Cook,et. al., 2014). Erste Studien deuten darauf hin, dass Spiegelneuronen Einfluss auf Gefühle und Emotionen, sowie die Förderung empathischer Fähigkeiten nimmt. Dies eröffnet die Möglichkeit, empathisch an den Gefühlen anderer teilzunehmen (Häusser, 2012), was eine wertvolle Komponente für soziales Lernen und zwischenmenschliche Beziehungen darstellt, insbesondere in einem Zeitalter, in dem künstliche Intelligenz eine zunehmende Rolle im Lernprozess spielt. Lane, Williams and Broecke (2023) stellen in ihrer

Forschung heraus, dass Mitarbeiter, welche bereits mit KI arbeiten, erhebliche Produktivitätsvorteile erzielen und gleichzeitig auch eine höhere Motivation besitzen, KI-Schulungen zu absolvieren. Unklar ist, ob diese Motivation auf eine höhere Sensibilisierung gegenüber der Technologie oder auf die Sorgen, den Arbeitsplatz zu verlieren, zurückzuführen ist. Aktuell liegt das Forschungsinteresse vor allem auf der Begünstigung von Neuroplastizität im Alter, da die Aufrechterhaltung und Neubildung von Nerven als wesentliche Antreiber, bzw. als Schutzmechanismus vor Altersdemenz gilt (Kaufmann & von Aster, 2013, Neumann & Frasch, 2008).

3 Konzeption eines Trainingsprogramms unter Einbeziehung der Neurowissenschaften

Im Rahmen einer unternehmensweiten Initiative zur Einführung von Kundenkommunikationsrichtlinien ist das Management auf ein entscheidendes Feedback von sowohl Kunden als auch Mitarbeitern eingegangen. Dieses Feedback hat die Notwendigkeit betont, nicht nur effektivere Kommunikationswege zu etablieren, sondern auch sicherzustellen, dass diese Richtlinien nachhaltig in die Praxis umgesetzt werden. Diese Kommunikationstrainings sollen den Mitarbeiter die Grundsätze der Gesprächsführung, sowie die Bedeutung einer guten Geschäftsbeziehung für eine wertschätzende Arbeitsatmosphäre. vermitteln. Unter Berücksichtigung bereits geplanter Schulungen im Bereich der künstlichen Intelligenz kommt auch bei dieser Schulung, welche sehr stark auf den Ausbau zwischenmenschlicher Kommunikationsfähigkeiten abzielt, künstliche Intelligenz zum Einsatz. Dies ermöglicht Mitarbeitern, aus den unterschiedlichsten Generationen und Arbeitsbereichen, sich langsam mit künstlicher Intelligenz vertraut zu machen.

3.1 Integration der Neuroplastizität in der Mitarbeiterentwicklung

Die Fähigkeit des Gehirns, sich durch Erfahrungen und Lernen zu verändern, bietet ein enormes Potenzial für die Optimierung von Schulungs- und Entwicklungsprogrammen für Mitarbeiter. Unter Beachtung der Ausschüttung von verschiedenen Hormonen können Mitarbeiter in ihrer Motivation und somit Zufriedenheit beeinflusst werden. Schulungen und Trainings können so gestaltet werden, die Leistungsfähigkeit der Mitarbeiter nachhaltig zu steigern. Einige der Aspekte sind nicht innerhalb der regulären Arbeitszeiten umzusetzen. Es obliegt den Arbeitnehmern, wie sie ihre Freizeit gestalten, dennoch wäre es grob fahrlässig, wenn die Unternehmen nicht einmal versuchen, die Mitarbeiter über die Vorteile aufzuklären, welche sich aus den Erkenntnissen der Neuroplastizität ergeben. Mitarbeiter fördern zu wollen, nur der Förderung wegen, ist zwecklos. Die individuelle Zufriedenheit steht an erster Stelle, damit Entwicklungsprogramme auch wirklich nachhaltig sind.

Aspekt	Ziel	Neurologische Aktivität	Beispiel
Allgemein Neuro- plastizität	Verbesserung der kognitiven Flexibilität und Lernvermögens	Steigerung der neuronalen Plastizität	Mind-Mapping zur Förderung des kreativen Denkens
Motivation	Erhöhung der Lernmotivation und Zielorientierung	Aktivierung des Belohnungssystems durch Dopamin	Setzen von individuellen, realistischen Zielen
Bewegung	Steigerung der körperlichen und geistigen Fitness	Aktivierung des Gehirns und Förderung der Durchblutung	Pausen mit kurzen Übungen zur Auflockerung
Schlaf	Verfestigung neuer Neuronen- verbindungen	Konsolidierung von neuem Wissen im Schlaf	Empfehlungen zur Schlafhygiene, ausreichende Ruhepausen
Emotionen	Positive Verbindung zum Lernen	Verbessert Gedächtnis und Informations- verarbeitung	Emotions- regulationsübungen, wie Meditation, um Stress abzubauen
Stress- bewältigung	Verbesserung der Stressresistenz und Konzentrations- fähigkeit	Reduzierung von Stresshormonen und Förderung der Entspannung	Atemübungen und Meditation zur Stressreduktion
Soziale Interaktionen	Verbesserung der sozialen Fähigkeiten in der Kunden- kommunikation	Aktivierung des sozialen Gehirns und Förderung von Oxytocin	Rollenspiele und Gruppendiskussionen zur Kommunikationspraxis
Künstliche Intelligenz	Gesteigerte Wiederholung und Erfolgserlebnissen	Dopaminausschüttung anregen, durch Gamifikation und Belohnungssysteme	Interaktion mit KI- gesteuerten Chatbots für praktische Übungen Und Quiz

Werden förderliche neuronale Erfahrungen gemacht, wird Dopamin ausgeschüttet, was einen positiven Effekt auf die Wiederholungshäufigkeit hat. Sind Mitarbeiter motiviert, neue Fähigkeiten zu erlernen, hat dies auf den Lernerfolg und die Zufriedenheit der Mitarbeiter Einfluss. Entsprechende Anreize und Lernzielkontrollen zu setzen, kann demnach durchaus sinnvoll sein, um Mitarbeiter zunächst einmal zur Weiterbildung zu motivieren. In einem anhaltenden Kreislauf werden die Mitarbeiter danach streben, Weiterbildungen und Trainings zu absolvieren.

Bewegungseinheiten während den Pausen einzusetzen, kann die Durchblutung und Sauerstoffzufuhr im Gehirn steigern. Dies trägt zur aktiven Unterstützung der

Neuroplastizität bei, was im Kontext der Mitarbeiterentwicklung einen wichtigen Aspekt darstellt. Es ist nicht möglich, von den Mitarbeitern zu verlangen, außerhalb ihrer Arbeitszeit Sport zu treiben, geschweige denn, dies zu überwachen. Allerdings besteht die Möglichkeit, die Mitarbeiter für die Relevanz der körperlichen Fitness zu sensibilisieren, z.B. in Form einer Infoveranstaltung. Eine zusätzliche Option sind Firmenvergünstigungen für eine Mitgliedschaft im Sportverein oder Fitnessclub, um den Mitarbeitern dadurch einen zusätzlichen Anreiz zu geben, die eigene Neuroplastizität zu fördern.

Die Neuroplastizität bietet das Fundament für das Verständnis, neurologischer Prozess, um Informationen bestmöglich aufnehmen und abspeichern zu können. Personalentwicklungsmaßnahmen können unter Berücksichtigung dieser Grundlagen besonders nachhaltig gestaltet werden. In Verbindung mit den Aspekten der Neurodidaktik, kann die gesamte Wissensvermittlung auf die Mitarbeiter zugeschnitten werden. Nachfolgend werden die Grundlagen der Neurodidaktik aufgegriffen, um ein nachhaltiges Trainingsprogramm zu entwickeln, welches den Mitarbeitern ermöglicht, die Kundenkommunikationsrichtlinien effektiv zu internalisieren und in ihrer täglichen Arbeit erfolgreich anzuwenden.

3.2 Förderlichen Faktoren der Neurodidaktik für das Mitarbeitertraining

Grundsätzlich gilt es, eine Lehr- und Lernumgebung zu schaffen, die das Gehirn optimal unterstützen. Das bedeutet, insbesondere dafür zu sorgen, dass die Mitarbeiter sich während des Trainings ausschließlich auf das Training konzentrieren können und nicht mit ihrer Aufmerksamkeit abgelenkt sind und während des Trainings unterbrochen werden. Da der Berufsalltag der Mitarbeiter vollgepackt mit Aufgaben ist, gibt es kurze aber dafür mehrere Trainingseinheiten, um die neuen Kundenkommunikationsrichtlinien im Unternehmen zu integrieren. Nachfolgende Elemente der Neurodidaktik sollten bei der Umsetzung eines Kundenkommunikationstrainings beachtet werden.

Ziel	Interventionen	Methode
Aktivierung relevanter Gehirnstrukturen	Interaktive Gruppendiskussionen und Brainstorming-Sitzungen	Gruppenarbeit zur Lösung realer Kundenszenarien
Aktivierung und Förderung des Lernprozesses	Einbindung von Bewegungspausen und praktischen Übungen	Rollenspiele und Kommunikationsübungen

Steigerung der Motivation und des Engagements	Integration von Gamification-Elementen im Training	Punktesystem für Kundengesprächs-Quiz
Erhöhung der Motivation und des Engagements	Implementierung von Belohnungssystemen für aktive Teilnahme	Anerkennung für herausragende Beiträge
Optimierung des Lernerfolgs bei allen Teilnehmern	Flexible Anpassung des Lerntempos an individuelle Bedürfnisse	Individualisiertes Lernmodul zum Kundenservice
Berücksichtigung unterschiedlicher Lernstile	Bereitstellung visueller Hilfsmittel und Präsentationen	Grafische Kundenszenarien zur Visualisierung
Feedback-Mechanismen	Regelmäßiges Feedback durch Trainer und Kollegen	Regelmäßiges Trainer- und Gruppenfeedback
Förderung der Reflexion und des Lernfortschritts	Verwendung von Tools für Selbstbewertung und Lernüberwachung	Selbstbewertung nach Kundengesprächen
Kontinuierliche Anpassung des Lernprozesses	Fortlaufende Anpassung des Trainings basierend auf den Bedürfnissen der Teilnehmer	Regelmäßige Überprüfung und Aktualisierung durch Gruppensessions
Aktivierung der Emotionen im Lernprozess	Einbindung emotionaler Elemente	Reale Fallstudien zur Kundenkommunikation
Verbesserung der Lernqualität und -effizienz durch KI	Nutzung von KI-gestützten Lernplattformen und Chatbots	Interaktive KI-Chatbot-Simulation zur Kundenkommunikation

Die Übersicht zeigt eine Reihe von möglichen Formaten, um die Grundlagen der Neurodidaktik in ein Trainingsprogramm für Mitarbeiter zu integrieren. Das Training für die Mitarbeiter leicht zugänglich zu machen, erhöht die Wahrscheinlichkeit, dass das neue Verhalten schneller verinnerlicht wird, da wiederholt jene Nervenbahnen angesprochen werden, welche die neuen Informationen besitzen. Jede Aktivierung festigt die neuen Nervenbahnen. Dies trägt dazu bei, dass das erworbene Wissen und die gewünschten Verhaltensweisen langfristig im Gehirn verankert werden und in den praktischen Arbeitsalltag der Mitarbeiter integriert werden. Zunächst werden innerhalb einer Infoveranstaltung alle Mitarbeiter zu dem Vorhaben abgeholt, informiert und Fragen werden beantwortet. Eventuell auftretende Einwände werden sofort behandelt und ggf. in einem persönlichen Gespräch bearbeitet, um den Mitarbeiter die Angst vor dem Neuen zu nehmen. Die Einbindung von künstlicher Intelligenz ermöglicht eine Individualisierung des Trainings für jeden Mitarbeiter nach den spezifischen Trainingseinheiten. Zudem werden durch diese spielerische Auseinandersetzung mit KI, Mitarbeiter auf eine sich ändernde Arbeitswelt vorbereitet. Mitarbeiter sehen den Einsatz der Technologie als Unterstützung für ihre persönliche Weiterbildung.

Um eine hohe emotionale Verbindung aufzubauen, fängt das Training mit Storytelling an. Die Gruppen werden deshalb auch etwas kleiner gehalten und jeder Mitarbeiter erzählt von einer prägenden Erfahrung. Der Trainer ist hierbei vor allem dafür verantwortlich, sicherzustellen, dass es sich um einen sicheren Raum handelt, welcher das Gefühl von Sicherheit gibt. Innerhalb der Übung wird auffallen, dass jede Person diese Fehler machen (wie zum Beispiel nicht konkret genug mit den Kunden über Probleme zu sprechen). Dies verbindet zum einen mit den Kollegen und zum anderen zeigt es, dass Fehler menschlich sind und zur Entwicklung dazugehören. Diese gemeinsame Erfahrung schafft eine Empathie untereinander und fördert das Verständnis füreinander. Zudem kann die Intervention dabei helfen, eine gute Fehlerkultur zu etablieren. Mitarbeiter erkennen, dass sie nicht allein in ihren Herausforderungen sind und dass sie gemeinsam daran arbeiten können, ihre Kompetenzen zu verbessern. Dies stärkt das Teamgefühl und motiviert, sich aktiv am Training zu beteiligen, um von den gemeinsamen Erfahrungen zu lernen. Dadurch ist eine offene und konstruktive Kommunikation innerhalb des Teams möglich, mit einer gesteigerten Bereitschaft zur Verbesserung in der Kundenkommunikation. Statt einer passiven Präsentation erhalten die Mitarbeiter eine Fallstudie, in der sie eine realistische Kundensituation simulieren und Lösungen diskutieren müssen. Durch aktive Beteiligung werden die Gehirnstrukturen aktiviert, um das Gelernte besser zu verinnerlichen. Um allen Mitarbeitern auch die Rolle der künstlichen Intelligenz im Kontext von Lernen und Wissensvermittlung näher zu bringen, kommt diese während der Schulung zum Einsatz.

Für die Integration von Feedbackmechanismen ist es möglich, dass ein KI-basiertes Tool die Kundengespräche analysiert und detailliertes Feedback zur Interaktion mit dem Kunden, sowie Einfühlungsvermögen und Anpassung an die Situation gibt. Durch die ständige Präsenz der KI, kann es Mitarbeitern zunächst schwerfallen, sich frei zu unterhalten. Es ist nötig, dass die Führungskraft sensibel die Einführung der Technologie den Mitarbeitern erläutert. In regelmäßigen Abständen erhalten die Mitarbeiter Zusammenfassungen über die zuletzt geführten Gespräche mit wichtigen Hinweisen, wo noch Verbesserungspotenzial ist. Durch diese regelmäßigen Benachrichtigungen sind die Mitarbeiter dazu angehalten, sich ständig zu verbessern und wiederholen auch bereits erlernte Lektionen, wodurch diese ins Langzeitgedächtnis übergehen.

Durch künstliche Intelligenz wird es möglich, adaptives Lehrmaterial und Übungen den individuellen Bedürfnissen der Mitarbeiter bereit zu stellen. Wie bereits erwähnt, ist eine Auseinandersetzung mit KI im spielerischen Kontext eine gute Möglichkeit, Mitarbeitern den Umgang damit näherzubringen, ohne im Beruf täglich damit zu arbeiten. Dies kann Mitarbeitern Berührungsängste nehmen und optimal auf die Verwendung KI im Unternehmen vorbereiten. Mit Chat GPT-4 können Mitarbeiter einen Dialog mit dem Kunden üben und sich individuell beraten lassen, wie mit bestimmten Situationen am besten umgegangen werden kann. In Hinblick auf Empathie und Professionalität kann es für den ein oder anderen Mitarbeiter schwierig sein, sich in hitzigen Momenten angemessen zu verhalten, wenn bisher unbekannte Situationen gemeinsam mit dem Kunden bewältigt werden müssen. Chat GPT kann für eine entsprechende Beratung hinzugezogen werden, da künstliche Intelligenz auch ‚einfühlsam' reagieren kann, sofern die Situation ausführlich beschrieben wird. Um zu gewährleisten, dass diese Situationsbeschreibung zuverlässige Ergebnisse liefert, wird den Mitarbeitern eine Vorlage und eine Schulung zur Verfügung gestellt werden, welche ausschließlich darauf abzielt, eine qualitativ hochwertige Beschreibung zu verfassen, um das gewünschte Ergebnis zu erhalten. Zudem ist es durch die Verwendung eines ‚KI-Prompt-Generators' möglich, sehr spezifische Situationen darzustellen, um das gewünschte Ergebnis zu erhalten. Die interaktive Nutzung von KI kommt einer individuellen Schulung für den Mitarbeiter gleich, bei der er selbst für die Lerninhalte verantwortlich ist und diese jeder Zeit auf seine persönliche Situation der Kundenkommunikation abgestimmt sind. Jede Verwendung fördert die neuroplastischen Fähigkeiten des Gehirns, sich an die unterschiedlichsten Situationen anzupassen. Das fördert effektives Lernen, da die Situation mit dem Kunden konkret beschrieben werden muss. Es ist erforderlich, sich aktiv mit den einzelnen Teilnehmern auseinander zu setzen und das Gesamtbild zu reflektieren.

Sich als Unternehmen den Prinzipen der Neurodidaktik und Neuroplastizität eines jeden Mitarbeiters bewusst zu sein, ermöglicht eine gezielte Berücksichtigung und Integration förderlicher Faktoren in Mitarbeitertrainings, um die Effektivität dieses maßgebliche steigern zu können. Mitarbeitern die Kompetenzen an die Hand zu geben, welche es braucht, um wettbewerbsfähig zu sein und zu bleiben, kann das Überleben der eigenen Organisation sicherstellen. Selbst im Rahmen der digitalen Transformationen und der scheinbar unzähligen Verwendungen von KI, ist eine zukunftsorientierte und nachhaltige Mitarbeiterentwicklung unverzichtbar.

3.3 Evaluation und Transferstärkensicherung

Um den Erfolg der Mitarbeiterentwicklung messbar machen zu können, muss zu Beginn klar festgehalten werden, was die Ziele sind und wodurch der Mitarbeiter durch das

Training befähigt werden solle. Dadurch ist im Nachhinein eine gezielte Messung des Erfolges möglich. In stressigen Situationen geschieht es schnell, dass neu erlerntes Wissen über Bord geworfen wird, da alte Gewohnheiten zu stark sind. Es wurde bereits erläutert, dass das Gehirn neue Nervenverbindungen erstellt, dies dauert allerdings und die neuen Verbindungen werden zunächst nur angesteuert, wenn das neue Verhalten bewusst aktiv angesteuert wird. Es gibt verschiedene Aspekte, den Erfolg des Kundenkommunikationstrainings zu überprüfen. Zum einen wird das Feedback der Kunden eingefordert, da aufgrund deren Rückmeldung, dieses Training imitiert wurde. Durch Feedbackbögen an die Mitarbeiter kann der individuelle Lerntransfer überprüft werden. Gegebenenfalls muss innerhalb des Prozesses nachgesteuert werden, um das Mitarbeitertraining zu optimieren. Die regelmäßige Wiederholung von Gelerntem scheint auf den ersten Blick zeitintensiv, unterstützt die Mitarbeiter jedoch, die Verhaltensänderung im Umgang mit dem Kunden zu verankern. Ausführliche Messungen der Gehirnaktivitäten während des Trainings und danach könnten wertvolle Einblicke geben, sind allerdings nicht ganzheitlich umsetzbar für eine große Anzahl an Mitarbeitern. Mentoring oder Coaching unterstützt bei der Praxisanwendung von Soft Skills aber auch der Ausweitung beruflicher Kompetenzen. Der gemeinsame Austausch fördert die Reflektion des eigenen Verhaltens. Die Verwendung von Feedbackmechanismen gibt den Mitarbeitern erst die Möglichkeit, Verbesserungen in ihrem Verhalten nachzukommen und sich weiterzuentwickeln.

Sicherzustellen, dass das erlernte Wissen von den Mitarbeitern aktiv eingesetzt wird, ist für das Unternehmen entscheidend um zu evaluieren, ob das investierte Geld und die Zeit einen Mehrwert bieten. Sollten die Mitarbeiter keinen Nutzen aus den Schulungen ziehen können, ist das Training ineffektiv. Persönliche Hindernisse und Ängste können eine erfolgreiche Implementierung verhindern. Entscheidend ist, wie das Unternehmen mit diesen Herausforderungen umgeht.

4 Herausforderungen und mögliche Hindernisse

Jeweilige Führungskräfte und das Management-Team sollten aktiv hinter der Einführung der Maßnahmen stehen, um die Mitarbeiter bei der Implementierung zu unterstützen. Dazu ist es eventuell notwendig, die entsprechende Zeit für Schulungen nochmal aktiv als Arbeitszeit zu betonen, da es sich nicht um eine Aufgabe ,on-Top' handelt, sondern die Arbeit von allen leichter machen soll.

Nachfolgende Übersicht zeigt die verschiedensten Herausforderungen und Hindernisse, die bei der Implementierung eines Trainingsprogramm unter Verwendung von künstlicher Intelligenz auftreten können.

Herausforderung/ Hindernis	Erklärung	Gegenintervention
Kulturelle Unterschiede	Verschiedene kulturelle Erwartungen und Verhaltensweisen	Sensibilisierungsschulungen für kulturelle Vielfalt
	Variierende Hierarchien und Kommunikationsstile	Förderung einer integrativen Unternehmenskultur
Widerstand gegen Veränderungen	Ängste vor Neuem und Unsicherheit	Klare Kommunikation der Vorteile der Veränderungen
	Beharren auf dem Status Quo aus Gewohnheit oder Angst	Einbeziehung der Mitarbeiter bei der Einführung von Schulungsprogrammen hinsichtlich des Verhaltens
Ethische Fragen	Bedenken hinsichtlich Privatsphäre und Autonomie	Überwachung und Compliance-Prüfungen bezüglich ethischer Standards
	Manipulation von Gedanken oder Verhalten durch Verwendung neuroplastischer Erkenntnisse	Entwicklung und Umsetzung ethischer Richtlinien für die Umsetzung von KI
Künstliche Intelligenz (KI)	Technische Herausforderungen bei der Integration von KI	Schulung der Mitarbeiter in der sicheren Nutzung von KI
	Ethische Fragen im Zusammenhang mit Datenschutz und Bias	Regelmäßige Überprüfung und Anpassung von KI-Algorithmen, kritisches Denken

Budhwar et, al. (2023) warnt davor, Informationen von KI blind zu vertrauen. Die Fähigkeit, die bereitgestellten Informationen zu hinterfragen und auf ihre Richtigkeit zu überprüfen, ist ebenfalls ein relevanter Aspekt, der bei dem Umgang mit künstlicher Intelligenz nicht vernachlässigt werden sollte.

5 Fazit

Im Kontext der digitalen Transformation und des unaufhaltsamen Vormarsches der künstlichen Intelligenz eröffnet die vorliegende Studienarbeit einen praktischen Blick in die Zukunft der nachhaltigen Mitarbeiterentwicklung. Die neurobiologischen Erkenntnisse, die aus der Hirnforschung gewonnen wurden, bieten die Möglichkeit, Lernprozesse effektiv zu gestalten, um dadurch wirklich nachhaltige Personalentwicklung auszuüben. Dies ist von entscheidender Bedeutung, da der Erwerb neuer Fähigkeiten und Kenntnisse zu einem unverzichtbaren Bestandteil für Unternehmen wird, um Mitarbeiter auf sich ändernde Arbeitsanforderungen vorzubereiten. Unternehmen sollten zunächst in die Entwicklung von Trainingsprogrammen investieren, welche Mitarbeiter auf die digitale Transformation vorbereitet. Idealerweise werden vorhandene Technologien auch in bereits bestehende Trainingsprogramme integriert, um vorhandenes Wissen auf eine neue Art und Weise aufzufrischen.

Die Neurodidaktik wird dabei eine immer wichtigere Rolle spielen, da sie Lehr- und Lernmethoden für Mitarbeiter optimiert. Der Bedarf sozialer Kompetenzen wird weiter zunehmen, da die Zusammenarbeit zwischen Mensch und Maschine nicht nur technisches Wissen erfordert, sondern auch die Fähigkeit zur empathischen Kommunikation mit Kunden und Kollegen. Organisationen werden verstärkt auf die Entwicklung dieser sozialen Kompetenzen achten müssen, um einen entscheidenden Wettbewerbsvorteil zu generieren.

Unternehmen, die es schaffen, diese Fähigkeiten bestmöglich zu fördern und zu nutzen, werden in der digitalen Ära erfolgreich sein. Der Schlüsselfaktor für den langfristigen Erfolg von Unternehmen ist die Mitarbeiterentwicklung.

6 Literaturverzeichnis

Acosta M. T. (2019). Sueño, memoria y aprendizaje [Sleep, memory and learning]. *Medicina, 79 Suppl 3*, 29–32.

Ayers, J. W., Poliak, A., Dredze, M., Leas, E. C., Zhu, Z., Kelley, J. B., ... & Smith, D. M. (2023). Comparing physician and artificial intelligence chatbot responses to patient questions posted to a public social media forum. *JAMA internal medicine*. 183(6):589–596. doi:10.1001/jamainternmed.2023.1838

Birdi, K., Allan, C., & Warr, P. (1997). Correlates and perceived outcomes of four types of employee development activity. *The Journal of applied psychology, 82*(6), 845–857. https://doi.org/10.1037/0021-9010.82.6.845

Braus, D. F. (2004). Neurobiologie des Lernens-Grundlage eines Veränderungsprozesses. *Psychiatrische Praxis, 31*(S 2), 215-223. DOI: 10.1055/s-2004-828485

Brühl, V. (2019). Künstliche Intelligenz, Maschinelles Lernen und Big Data - Grundlagen, Marktpotenziale und wirtschaftspolitische Relevanz. *WiSt - Wirtschaftswissenschaftliches Studium.* Vahlen doi.org/10.15358/0340-1650-2019-11

Budhwar, P., Chowdhury, S., Wood, G., Aguinis, H., Bamber, G. J., Beltran, J. R., & Varma, A. (2023). Human resource management in the age of generative artificial intelligence: Perspectives and research directions on ChatGPT. *Human Resource Management Journal.* https://doi.org/10.1111/1748-8583.12524

Burstedde, A., Kunath, G., & Werner, D. (2023). *Fachkräftemangel trotz Arbeitslosigkeit-kein Widerspruch* (No. 47/2023). IW-Kurzbericht.

Carter, C. S., Kenkel, W. M., MacLean, E. L., Wilson, S. R., Perkeybile, A. M., Yee, J. R., Ferris, C. F., Nazarloo, H. P., Porges, S. W., Davis, J. M., Connelly, J. J., & Kingsbury, M. A. (2020). Is Oxytocin "Nature's Medicine"?. *Pharmacological reviews, 72*(4), 829–861. https://doi.org/10.1124/pr.120.019398

Cook, R., Bird, G., Catmur, C., Press, C., & Heyes, C. (2014). Mirror neurons: from origin to function. *The Behavioral and brain sciences, 37*(2), 177–192. https://doi.org/10.1017/S0140525X13000903

Costandi, M. (2015). Neuroplastizität. *50 Schlüsselideen Hirnforschung.* Heidelberg: Springer. https://doi.org/10.1007/978-3-662-44191-6_34

Eb (2017). Bewerbung jetzt! *Pflegezeitschrift, 70*, 63. 10.1007/s41906-017-0303-x

Eidenschink, S. (2014). „mental moving "–Prävention durch Neuroplastizität. *B&G Bewegungstherapie und Gesundheitssport, 30*(01), 33-35. DOI: 10.1055/s-0033-1361529.

Elyoseph, Z., Hadar-Shoval, D., Asraf, K., & Lvovsky, M. (2023). ChatGPT outperforms humans in emotional awareness evaluations. *Frontiers in Psychology, 14*, https://doi.org/10.3389/fpsyg.2023.1199058

Erpenbeck, J., Sauter, S., & Sauter, W. (2015). *Social Workplace Learning: Kompetenzentwicklung im Arbeitsprozess und im Netz in der Enterprise 2.0.* Springer-Verlag.

Froemke, R. C., & Young, L. J. (2021). Oxytocin, Neural Plasticity, and Social Behavior. *Annual review of neuroscience, 44*, 359–381. https://doi.org/10.1146/annurev-neuro-102320-102847

Ganglbauer, A. (2014). Beziehungen steuert das Lernen

Grosch, J. (2017). *Einfluss des Dopamin-1 Rezeptor-Subtyps auf inhibitorische Neuroplastizität am Modell des motorischen Kortex des Menschen.*

Guzik, E. E., Byrge, C., & Gilde, C. (2023). The Originality of Machines: AI Takes the Torrance Test. *Journal of Creativity*, 100065.

Hascher, T., & Brandenberger, C. (2018). Emotionen und Lernen im Unterricht. *Bildung und Emotion*, 289-310. Wiesbaden: Springer https://doi.org/10.1007/978-3-658-18589-3_16

Hatzinger, M. & Mikoteit, T. (2017). Schlaf und psychische Resilienz. Fortbildung Schlafstörungen. Schweizer Zeitschrift für Psychiatrie & Neurologie 05/2017

Häusser L. F. (2012). Empathie und Spiegelneurone. Ein Blick auf die gegenwärtige neuropsychologische Empathieforschung [Empathy and mirror neurons. A view on contemporary neuropsychological empathy research]. *Praxis der Kinderpsychologie und Kinderpsychiatrie, 61*(5), 322–335. https://doi.org/10.13109/prkk.2012.61.5.322

Hötting, K., & Röder, B. (2013). Beneficial effects of physical exercise on neuroplasticity and cognition. *Neuroscience and biobehavioral reviews, 37*(9 Pt B), 2243–2257. https://doi.org/10.1016/j.neubiorev.2013.04.005

HRPepper & BitkomAkademie, (Hrsg.). (2022). *Weiterbildung im Kontext aktueller Herausforderungen und Trends. Weiterbildungsstudie 2022 der Bitkom Akademie und HRpepper Management Consultant.* https://bitkom-akademie.de/sites/default/files/2023-06/Bitkom

Akademie_Studie%20zur%20Weiterbildung-2022.pdf (Abgerufen am 04.09.2023).

Karim, A. K. M. R., Proulx, M. J., de Sousa, A. A., & Likova, L. T. (2021). Neuroplasticity and crossmodal connectivity in the normal, healthy brain. *Psychology & Neuroscience, 14*(3), 298–334. https://doi.org/10.1037/pne0000258

Kaufmann, L., & von Aster, M. (2013). Geistig fit im Alter?. *Lernen und Lernstörungen.* Vol. 2, pp. 129-130 https://doi.org/10.1024/2235-0977/a000041. Verlag Hans Huber, Hogrefe AG, Bern

Kaufmann, L., Aster, M.V., & Lipka, M. (2014). *Neuroplastizität und Lernen über die Lebensspanne.*

Keller, K. (2018). *Nachhaltige Personal- und Organisationsentwicklung.* Springer Fachmedien Wiesbaden GmbH.

Lane, M., M. Williams and S. Broecke (2023), "The impact of AI on the workplace: Main findings from the OECD AI surveys of employers and workers", *OECD Social, Employment and Migration Working Papers*, No. 288, OECD Publishing, Paris, https://doi.org/10.1787/ea0a0fe1-en.

Leuner, B., Caponiti, J. M., & Gould, E. (2012). Oxytocin stimulates adult neurogenesis even under conditions of stress and elevated glucocorticoids. *Hippocampus,* 22(4), 861–868. https://doi.org/10.1002/hipo.20947

Love T. M. (2014). Oxytocin, motivation and the role of dopamine. *Pharmacology, biochemistry, and behavior,* 119, 49–60. https://doi.org/10.1016/j.pbb.2013.06.011

McKinsey&Company, Hrsg. (2023). The economic potential of generative AI: The next productivity frontier.

Müllbacher, W. (2011). Neuroplastizität. In: Lehrner, J., Pusswald, G., Fertl, E., Strubreither, W., Kryspin-Exner, I. (eds) Klinische Neuropsychologie. Springer, Vienna. https://doi.org/10.1007/978-3-7091-0064-6_44

Neumann, N. U., & Frasch, K. (2008). Neue Aspekte zur Lauftherapie bei Demenz und Depression–klinische und neurowissenschaftliche Grundlagen. *Deutsche Zeitschrift für Sportmedizin,* 59(2), 28-33.

Ockel, M., & Barde, Y. A. (1995). Neurotrophine: Überlebensfaktoren für Nervenzellen. *e-Neuroforum, 1*(3), 31-35. https://doi.org/10.1515/nf-1995-0305

Reicher, H., & Matischek-Jauk, M. (2018). *Sozial-emotionales Lernen in der Schule Konzepte – Potenziale – Evidenzbasierung.*

Rožman, M., Oreški, D., & Tominc, P. (2022). Integrating artificial intelligence into a talent management model to increase the work engagement and performance of enterprises. *Frontiers in psychology*, *13*, 1014434. https://doi.org/10.3389/fpsyg.2022.1014434

Sandi, C. (2013). Stress and cognition. *Wiley Interdisciplinary Reviews: Cognitive Science*, *4*(3), 245-261. https://doi.org/10.1002/wcs.1222

Schönberger, M., & Beinke, J. H. (2023). Hybride Intelligenz als Konvergenz menschlicher und künstlicher Intelligenz–wie verändert ChatGPT die Wissensarbeit?. *HMD Praxis der Wirtschaftsinformatik*, 1-20.

Schultz, W. Dopamine reward prediction-error signalling: a two-component response. *Nat Rev Neurosci* **17**, 183–195 (2016). https://doi.org/10.1038/nrn.2015.26

Schwuchow, K., & Gutmann, J. (2016). *Personalentwicklung: Themen, trends, best practices 2017*. Haufe Lexware Verlag.

Seyda, S., & Placke, B. (2020). IW-Weiterbildungserhebung 2020: Weiterbildung auf Wachstumskurs. *IW-Trends-Vierteljahresschrift zur empirischen Wirtschaftsforschung*, *47*(4), 105-123.

Stee, W., & Peigneux, P. (2021). Post-learning micro-and macro-structural neuroplasticity changes with time and sleep. *Biochemical pharmacology*, *191*, 114369.

Tsoory, M. M., Vouimba, R. M., Akirav, I., Kavushansky, A., Avital, A., & Richter-Levin, G. (2008). Amygdala modulation of memory-related processes in the hippocampus: potential relevance to PTSD. *Progress in brain research*, *167*, 35–51. https://doi.org/10.1016/S0079-6123(07)67003-4

Villemonteix, T., Guerreri, M., Deantoni, M., Balteau, E., Schmidt, C., Stee, W., & Peigneux, P. (2023). Sleep-dependent structural neuroplasticity after a spatial navigation task: A diffusion imaging study. *Journal of neuroscience research*.

Young Kuchenbecker, S., Pressman, S. D., Celniker, J., Grewen, K. M., Sumida, K. D., Jonathan, N., Everett, B., & Slavich, G. M. (2021). Oxytocin, cortisol, and cognitive control during acute and naturalistic stress. Stress (*Amsterdam, Netherlands*), *24*(4), 370–383. https://doi.org/10.1080/10253890.2021.1876658

Zhang, W. H., Zhang, J. Y., Holmes, A., & Pan, B. X. (2021). Amygdala circuit substrates for stress adaptation and adversity. *Biological psychiatry*, *89*(9), 847-856.

BEI GRIN MACHT SICH IHR WISSEN BEZAHLT

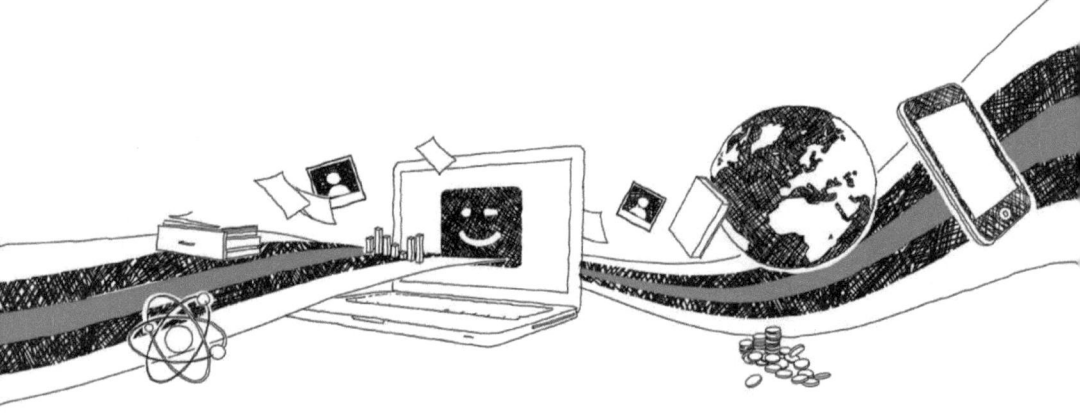

- Wir veröffentlichen Ihre Hausarbeit,
  Bachelor- und Masterarbeit

- Ihr eigenes eBook und Buch -
  weltweit in allen wichtigen Shops

- Verdienen Sie an jedem Verkauf

Jetzt bei www.GRIN.com hochladen und kostenlos publizieren

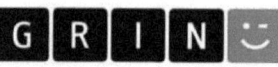